KB057344

증상에 따라 누구나 쉽게할 수 있는

지압 指壓 으로 치료할 수 있는
질병과 건강비법

만지기만 하면 좋아진다! 신통한 급소 지압법!

편저 : 대한건강증진치료연구회

법문북스

증상에 따라 누구나 쉽게 할 수 있는

신통 神通 한

급소 지압

신통神通한 지압

증상에 따라 누구나 쉽게 활 수 있는 간단한 지압법

스스로하는급소지압

지압은 인간이 어디가 아플 때 본능적으로 취하는 가장 자연스런 동작에 기초를 두고 있으므로 시술이 어렵거나 까다롭지가 않다. 시술이 손쉬워야 한다는 것은 급소지압의 특징이다.

아무리 효험이 있는 요법이라도 까다롭다거나 힘들다면 적당치가 않다. 방법이 손쉽고 자연스러우며 언제 어디서나 힘 안들이고 간단히 할 수 있으며 하는데 위험성이 있거나, 고통을 느끼기는커녕 오히려 기분이 상쾌해진다는 여러 가지 장점을 고루 갖춘 것이 급소지압이다.

또한 방법이 손쉽다 하더라도 목적이 병을 치료하는 데 있는 이상 치병효과가 신통치 못하다면 그것은 가치가 없는 요법이다. 그러나 지압은 앞에서 간단히 열거한 바와 같은 작용을 인체에 미치므로 치병에 뛰어난 효과가 있는 것이다.

특히 만성병의 요법으로는 가정 적당하다. 만성병 환자가 의료기관을 이용해서 장기 치료를 하려면 아무래도 경제적 시간적 제약을 받게 마련이다. 그러나 지압은 그런 제약을 전혀 받지 않으므로 성의만 있다면 가정에서 장시간 실시함으로써 만성병을 능히 극복할 수 있는 것이다.

이상과 같은 이유에서 지압은 가정요법으로 가장 적당한 요법임을 단언할 수 있다.

지압하기전에꼭지켜야할사항들

▶ 손은 청결히하고 손톱은 미리 깎아둔다.

▶ 얼굴이나 머리는 수건을 대고 그 위에서 지압한다.

▶ 지압 중에는 필요 없는 말은 하지 않는 게 좋다.

▶ 힘에만 의지하지 말고 누를 때 몸 전체로 누르도록 한다.

▶ 부은 곳은 지압하지 말 것(가벼운 장압은 상관없다).

▶ 뼈 위는 머리, 선골 위를 제외하고는 직접 누르지 않도록 한다.

▶ 또한 등뼈나 늑골 위도 직접 지압하지 않도록 한다.

▶ 지압은 식후 1시간에 할 것.

▶ 급성 병이나 전염병 있으면 지압하지 말아야 한다..

지압의 3원칙

지압을 할 때에는 다음의 3가지 원칙이 지켜져야 한다.

지압은 누를 때에 다음의 3원칙을 지켜서 할 때만이 그 효과를 얻을 수 있으며 또 다른 수기 (안마, 마사지)와 구별되는 점이기도 한다.

▲ 수직압

몸 표면을 향하여 수직으로 압을 넣어야 한다. 수직으로 넣는 압이 생리적인 작용으로 체표가 내부의 탄력 층에 밀착되어 안정되기 때문에 생체(生體)에 손상을 주는 일이 적다.

▲ 안정지속압

지압은 어느 정도 수직으로 압을 가하고 나서 그 힘을 늦추지 말고 일정시간(보통 3초~5초)을 그대로 힘을 유지한 후 서서히 힘을 늦추어 압을 빼주어야 한다.

지압은 이렇게 정지하고 있는 동안에 독특한 진단을 할 수 있는 것이다.

때문에 이러한 동작으로 행하여지는 진찰이 절진이 되는 것이어서 촉진과는 전혀 그 의의가 다르다고 할 수 있다.

그 이유는 정지한 상태에서는 촉각은 활동하기 어려운 것이며 지압이 촉각만으로 가압하는 부위의 상태를 안다든지 그 변화를 감지하지 않는다는 것을 강조할 필요가 있게 된다.

▲ 정신 집중

안정 지속압과 수직압을 가하였더라도 피술자와의 일치된 속에서 안정된 압으로 정성들여 누를 때마다 정신을 집중하여야 한다

지압을하지말아야할것들

이럴 때는 지압을 하지 말아야 한다.

고열 염증 등을 동반하는 급성병과 전염병엔 손을 대서는 안 되며, 증세가 몹시 심한 경우도 어설프게 손을 대서 의사의 진단과 치료의 시기를 놓치게 해서는 안 된다.

만성질환인 경우도 지압을 실시하기 전에 전문가의 지도를 받아야 효과를 거둘 수 있다. 정확하고 적절한 지압부위의 선택, 지압의 양(시간)과 질의 적절한 결정이 선행되어야만 하기 때문이다. 또한 일반 가정에서는 목의 앞부분 가슴 배 등의 지압은 신중을 기해야 한다. 함부로 급소를 압박하거나 내장에 직접 강한 자극을 주면 뜻하지 않은 위험을 초래할 우려가 있다.

급소지압

지압은 약물을 쓰지 않는 대표적인 자연요법이다. 급소 지압은 손으로 신체의 특정한 부위를 누름으로써 치료 효과를 거두는 방법이다. 배가 아플 때는 손바닥으로 살살 문지르기도 하고 꾹꾹 누르기도 하고 골치가 아프면 자신도 모르게 본능적으로 손을 이마에 갖다 대기도 하고 관자놀이 근처를 손가락 끝으로 누르기 하는것이 기본적인 지압이기도 하고 오래전부터 내려온 치료법이기도 하다. 이러한 본능적 동작을 발전시키고 이치에 맞게 정리해서 체계화한 것이 지압이다.

지압의 특징은 약을 먹지 않고도 스스로 치유할 수 있는 특징이 있다. 다음을 열거해 보면,

- 혈액 및 임파에의 순환을 촉진시켜 신진대사를 왕성케 한다.
- 근육의 경결, 위축, 이완을 회복한다.
- 골격과 관계있는 근육, 인대, 힘줄 등을 지압으로써 골격의 이상 또는 변형을

교정한다.

- 자율신경의 실조를 조절한다.
- 내장 체표 반사점의 지압으로 내장 각 기관의 기능을 조절한다.
- 내분비 장애를 조절한다.

  이상과 같은 여러 가지 작용은 인체가 지니는 자연치유능력 질병을 해소시켜 준다. 또한 이러한 작용들은 현대 의학의 견지에서도 충분히 수긍할 수 있는 것으로 이미 과학적으로 증명된 것들이다.

증상에 따라 누구나 쉽게 할 수 있는

신통 神通 한
급소 지압

무병장수를하려는때는자주
족삼리를지압하면된다.

신통한 지압 족삼리 위치

족삼리

무릎 아래 약간 바깥쪽 부위에 있다.

위장상태가 나쁘거나, 간장과 담낭증상, 당뇨병으로 인한 합병증 등이 나타난다. 몸이 나른하거나 몸이 여위고 갈증이 있으며 신경통, 뇌연화증, 뇌졸중 등의 발생에 매우 효과적이다. 또 호흡기의 이상으로 가슴이 답답하고 기침, 현기증, 발 냉증과 화끈거릴 때, 또 노이로제로 인한 콧병 등일 때 좋다.

▲ 증상과 효과

무병장수를 하려는 경우 족삼리(족양명위경에 속하는 혈)를 지압하면 된다. 이것은 예로부터 무병장수의 급소로 알려져 있는데, 이곳에 뜸질을 하면 건강해진다.

정력을강하게하고싶을때는
관원을지압하면된다.

신통한 지압 관원의 위치

관원

배꼽에서 9㎝ 아래로 내려간 지점이다. 다시 말해 음교와 석문 밑에 있다.

정력 감퇴, 쇠약증, 고혈압, 불면증, 냉증, 여드름, 두드러기 등에 이 급소를 활용하면 효과가 있다.

▲ 신통한 지압 치료법

정력을 증강할 경우 관원(關元)을 지압하면 된다. 이 급소는 사람의 선천적인 원기를 관장하는 곳이다. 본래 임맥은 남녀의 성기와 밀접한 관계가 있다. 따라서 관원은 성기질환 치료에 가장 많이 활용된다. 또한 복부 치골접합 바로 위의 급소인 곡골은 부인병 치료에 효과가 있다.

그리고 배꼽과 치골을 잇는 선의 배꼽 아래로 12㎝ 내려가면 급소 중극이 있다. 이 급소 역시 곡골과 마찬가지로 비뇨기, 성기의 질병, 부인과의 질병에 자주 활용된다.

스태미나를증강시킬때는
지실을지압하면된다.

신통한 지압 지실의 위치

지실

요추 극상돌기 사이에서 양옆으로 세치 되는 곳이다.

등과 허리통증, 오줌소태와 발기불능, 성욕이 없고 피로한 상태
일 때 신수와 병용하여 지압하면 효과가 있다.

▲ 신통한 지압 치료법

스태미나를 증강시킬 경우 지실(志室)을 지압하면 되는데, 이것은 족
태양방광경에 속하는 혈이다. 지실은 태어나면서부터 가진 체력의 강약
을 판별하는 급소다. 신장이 허하면 쉽게 피로하고, 정력이 약해지고, 몸
의 탄력이 없어지고, 겨울에 질환에 걸리기 쉽고, 모든 의욕이 없어질 때
사용되는 급소가 지실이다. 지실은 요통치료에도 이용되며, 뜸 외에 마
늘뜸, 생강뜸, 온보(따뜻하게 하여 정력을 보완하는 것) 등도 이용된다.

팔통증과마비가올때는
대릉을지압하면된다.

신통한 지압 대릉의 위치

대릉

손바닥 쪽의 손목 금에서 중간에 해당하는 곳이다.

팔의 통증이나 마비가 올 때 이 급소를 지압하면 효과가 있다.

▲ 신통한 지압 치료법

팔 통증과 마비가 올 경우 대릉(大陵)을 지압하면 되는데, 이것은 수궐음심포경에 속하는 혈의 이름이다. 열이 있지만 땀이 나지 않으며 손바닥이 뜨겁다. 겨드랑이 밑이 붓고 명치에 통증이 있으며, 목이 붓고 입이 마른다. 모두 심장과 연관된 증상인데, 대릉에 응어리나 통증이 나타난다.

위장이약해설사를할때는
황수를지압하면된다.

신통한 지압 황수의 위치

황수

배꼽 양쪽으로 1㎝ 떨어진 곳에서 조금 밑에 있다.

　　동계(심장의 고동이 보통 때보다 심해 가슴이 울렁거림)가 있거나, 명치가 아프거나, 위장이 약해 설사를 있을 때 이 급소를 지압하면 효과가 있다. 이외에 정력 감퇴나, 두통과 열이 많거나, 발이 찰 때도 좋다. 이 급소에 뜸 치료도 할 수 있다.

▲ 신통한 지압 치료법

　　위장이 약해 설사를 할 경우 황수를 지압하는데, 이것은 남자의 불임을 치유하는 급소이다. 다리를 쭉 뻗게 하고 위를 향해 반듯이 눕힌다. 그런 후 이 급소에 양손 중지를 가볍게 댄 후 다리 쪽으로 향해 힘껏 훑는다. 이때 심한 통증이 있으면 실허증에 빠진 것이다.

피곤할때는 태계를 지압하면 된다.

신통한 지압 태계의 위치

태계

안쪽 복사뼈 바로 뒤쪽인데, 이것은 급소 곤륜과 복사뼈를 내(엄지발가락 쪽),
외(새끼발가락 쪽) 사이다.

몸이 허약하거나, 쉽게 피로를 느끼거나, 정력이 약하거나, 수족이 차거나, 흥분이 쉽게 가라앉지 않거나, 장딴지가 아프거나, 원인 모를 두드러기가 날 때 마사지 지압하며 효과가 있다.

▲ 신통한 지압 치료법

피곤 및 피로할 경우 골짜기를 의미하는 태계(콩팥 순환계)를 지압하면 된다. 『황제내경』에 '콩팥의 순환계가 흘러드는 곳이 원천이다' 이라고 되어있는데, 이곳은 경수(음경과 고환)가 흘러들어가는 곳이다. 이 태계에 응어리나 통증 등이 나타나면 몸에 이상이 있는 것이다.

눈이침침할때는 수천을지압하면된다.

신통한 지압 수천의 위치

수천

사람의 안쪽 복사뼈 주변에는 간(肝), 신(腎), 비(脾)와 연관된 급소들이 많다.
위치는 복사뼈 안쪽 뒤편인데 태계에서 약 3㎝ 아래에 있다.

피로나 피곤하여 눈이 침침하거나, 멀리 있는 물체가 잘 보이지 않거나, 생리불순, 쉽게 피로하거나, 아랫배가 더부룩할 때 이 급소를 지압하면 효과가 있다.

▲ 신통한 지압 치료법

눈이 침침할 경우 수천(水泉)을 지압하면 되는데, 콩팥은 오행 가운데 수에 해당된다. 다시 말해 이것은 콩팥의 샘이다. 따라서 콩팥에 나타나는 급성증상에 효과가 있다.

발기불능일때는 음곡을지압하면된다.

신통한 지압 음곡의 위치

음곡

슬 관절(무릎에 있는 관절) 안쪽 뒤편쪽 위에 있다.

남녀성기에 관련된 것인데, 여성은 배가 붓고 대하증세가 심할 때, 남성은 발기불능 등이 이 급소를 지압하면 효과가 있다. 이외에 통증이 심한 요복 신경통에도 특효다.

▲ 신통한 지압 치료법

발기불능일 경우 음곡(陰谷)을 지압하는데, 이곳은 피로와 정력 감퇴에서 나타나는 무릎 경화증을 부드럽게 풀어준다.

발이나무릎의피로를풀려면
거료를지압하면된다.

신통한 지압 거료의 위치

거료

제11 늑골의 첫 번째 밑으로 25cm센티 내려간 곳에 있다.
하지만 이 급소를 찾아내기가 쉽지 않다.

무릎이 아프고 발이 무거우며 당기는 느낌이 있거나, 하복부가 당기면서 아프거나, 허리에서 다리와 어깨에 이르기까지의 통증이나, 좌골신경통일 때 이 금소를 활용하면 효과가 있다.

▲ 신통한 지압 치료법

발이나 무릎의 피로를 풀려면 거료를 지압하면 되는데, 이 금소에 양 엄지손가락으로 환자를 몸 중심을 향해 힘껏 지압하면 된다. 좌골신경 신경통이 있으면 발목, 무릎, 발의 관절들을 제대로 움직일 수 없다. 이 것이 요통으로 변해 둔부근육에 나타난다. 이 요통은 요통좌골신경증후 군이라 해서 허리에서 다리에 걸친 통증은 요추변형에서 나타난다.

성욕이감퇴되었을때는
슬관을지압하면된다.

신통한 지압 슬관의 위치

슬관

무릎안쪽 구부러지는 곳에서 5㎝ 아래로 내려온 곳이다.

무릎이 아프거나 목이 부어 아프거나 남녀의 성욕감퇴나, 여성 생리불순 등일 때 이 급소를 지압하면 효과가 있다.

▲ 신통한 지압 치료법

성욕이 감퇴되었을 경우 슬관(膝關)을 지압하면 되는데, 이것은 간의 순환계가 발의 밑에서 무릎으로 들어가는 문을 뜻한다. 슬관 바로 위해 급소 곡천이 있는데, 무릎에 사기가 들어왔을 때 이 급소를 치료하면 된다. 이 급소를 슬관과 병용한다면 중상에 큰 효과가 있다. 노화현상으로 나타나는 변형성 슬관절증의 통증은 슬관과 곡천에 뜸을 뜨면 통증이 제거된다.

파로로지친몸을풀고싶을때는
노궁을지압하면된다.

신통한 지압 노궁의 위치

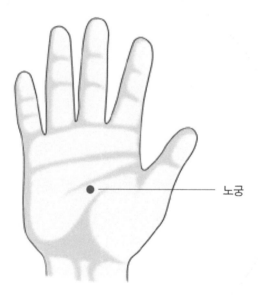

노궁

손을 가볍게 쥘 때 넷째 손가락 끝이 닿는 곳이다.

과로로 인한 피로나 관절류머티즘과 같은 통증에 효과를 나타 낸다.

▲ 신통한 지압 치료법

과로로 지친 몸을 풀 경우 노궁(勞宮)을 지압하면 되는데, 이것은 수궐 음심포경에 속한 침혈 이름이다. 중풍, 급경풍, 각종 출혈 등일 때 침과 뜸을 놓기도 한다. 통증이 심한 류머티즘관절염일 때도 이곳을 누르고 있으면 완화된다.

당뇨병으로인한황달일때는
비유를지압하면된다.

신통한 지압 비유의 위치

비유

제11과 12흉추 사이에서 옆으로 각각 두 치(4~5cm) 떨어진 곳이다.

당뇨병으로 인한 황달, 나른하거나 허약해진 몸, 목이 자주 마르는 등의 증상일 때 이 급소를 지압하면 효과가 있다. 또한 만성위병, 식욕감퇴, 부스럼 등에도 좋다.

▲ 신통한 지압 치료법

당뇨병으로 인한 황달일 경우 비유를 지압하면 되는데, 이것은 방광경에 속하는 혈이다. 여기서 비는 췌장을 말하며 위의 아래쪽에 있는 15㎝ 크기의 암황색 장기다. 이곳에서 분비되는 인슐린이 원활하지 못하면 당뇨병이 된다. 기분이 나빠져 있을 때도 이 급소를 이용하면 된다.

감기로발생한통증일때는
풍문을지압하면된다.

신통한 지압 풍문의 위치

풍문

제2, 3 흉추사이에서 옆으로 두 치(4~5㎝) 부위이다.

감기로 도통과 목덜미가 뻣뻣해져올 때 이 급소를 지압하면 효과적이다.

▲ 신통한 지압 치료법

감기로 발생한 통증일 경우 풍문(風門)을 지압하면 되는데, 이것은 방광경에 속하는 혈이다. 감기를 한의학에서는 바람이 오장육부로 들어오면 풍, 외부에서 침입하면 감기(풍사)라고 한다. 감기초기에 풍문에서 치료를 하지 않으면 전신으로 퍼져 통증이 나타난다.

증상에 따라 누구나 쉽게 할 수 있는 간단한 지압법

두통이발생할때는 천주를지압하면된다.

신통한 지압 천주의 위치

천주

목덜미 가운데에서 양측 머리털이 시작하는 부분에 승모근이 있는데,
이곳을 엄지손가락으로 지그시 누르면 눈이 밝아지는 것처럼 느껴지는 곳이다.

두통이나 피로한 눈, 목덜미나 어깨가 굳어질 때, 후두신경통, 50대 견비통, 마비증, 고혈압으로 시력이 나빠졌을 때, 차멀미 등이 있을 때 이 급소를 지압하면 효과가 있다.

▲ 신통한 지압 치료법

두통이 발생할 경우 천주(天柱)를 지압하면 되는데, 열로 인해 머리와 목이 아플 때는 이곳에 침으로 치료해 땀이 나오면 반드시 낫는다. 재미있는 것은 천주가 발에 난 종기와 깊은 연관이 있는 것이다.

증상에 따라 누구나 쉽게 할 수 있는 간단한 지압법

콧구멍속에병이생겼을때는
통천을지압하면된다.

신통한 지압 통천의 위치

통천

곡차의 뒤쪽, 머리 꼭대기 좌우양편으로 5cm지점에 있다.
머리카락이 덮여 있어 판별하기가 어렵다.

콧구멍 속에 생기는 질별, 즉 콧구멍 속에 부스럼이나 코가 막히고 콧물이 흐르며, 도통이 일어날 때 이 급소를 지압하면 효과가 있다. 또한 안면신경마비에도 활용한다.

▲ 신통한 지압 치료법

콧구멍 속에 병이 생겼을 경우 통천(通天)을 지압하면 되는데, 이 급소의 이름은 이곳에서 순환계가 머리꼭대기를 통해 뇌 속으로 순환한다고 붙여졌다. 방광의 급소 순환계 두통이 바로 편두통(태양두통)이다. 침을 사용할 때는 발목 바깥에 있는 복사뼈가 급소이며, 곤륜(발목 바깥쪽 복사뼈의 뒤쪽)과 병용하고 있다.

혈압을낮추려고할때는
부돌를지압하면된다.

신통한 지압 부돌의 위치

부돌

결후에서 바깥쪽으로 10㎝센티 떨어진 양쪽에 위치하고 있다.

흉쇄유돌근이 결리거나, 천식이거나, 기침이 나거나, 숨이 찰 때 이 급소를 활용하면 완화된다. 이밖에 구역질, 트림, 메슥거림, 시장기 등을 제거하는 급소이기도 하다.

▲ 신통한 지압 치료법

혈압을 낮추려고 할 경우 부돌(扶突)을 지압하면 되는데, 부라는 글자는 손가락 네 개를 모은 길이다. 결후가 튀어나온 곳에서 새끼손가락, 약손가락, 가운데손가락, 집게손가락 등 네 개를 모아서 나란히 놓으면 가장 바깥쪽에 있는 손가락이 굵은 흉쇄유돌근에 닿는다. 이 부돌은 바로 흉쇄유돌근 속에 있다. 또한 이곳은 목에서 목구멍에 걸친 혈액순환에 영향을 준다.

설사를멈추게할때는 어깨를지압하면된다.

신통한 지압 어제의 위치

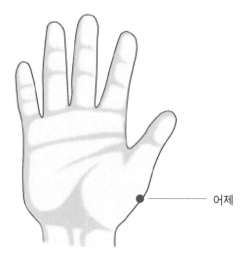

어제

손바닥을 펴면 엄지손가락 뿌리부근에 물고기의 배와 비슷한 곳이다.

과식으로 인한 설사나 뱃속이 편치 않을 때 이 급소를 지압하면 효과가 있다.

▲ 신통한 지압 치료법

설사를 멈추게 할 경우 어제(魚際)를 지압하면 되는데, 이곳은 장이 좋지 않을 때 이용된다. 과식으로 설사가 날 때 이 급소에 핏대가 나타난다. 이럴 때 잠시만 눌러도 회복된다. 피곤해 손바닥에 열이 날 때도 유효하다. 감기로 기관지염이나 폐렴 등의 시초징후가 이곳에서 나타난다.

배탈및변비가있을때는
천추를지압하면된다.

신통한 지압 천추의 위치

천추

배꼽 좌우 두 치 되는 곳에 있다.

배탈로 설사를 하거나 변비가 생겼거나 부인과질환일 때 이 급소를 지압하면 낫는다. 또 침이나 뜸도 효과적이다.

▲ 신통한 지압 치료법

배탈 및 변비가 있을 경우 각종 대장질환, 설사 등의 증상에 사용되는 치료점인 천추를 지압하면 된다. 천추는 족양명위경에 속하는 혈이다. 나른하고 쉽게 피로해지거나, 끈기가 부족할 때 천추와 황수(천추 안쪽에 있는 신경급소)를 가볍게 눌리면 통증이 있다. 이때 장심(손바닥이나 발바닥의 한가운데)에 딱딱한 응어리가 나타나는데, 체력이 쇠약해진 증거다.

심한기침이날때는 협백을지압하면된다.

신통한 지압 협백의 위치

협백 ─

차렷 자세를 취할 때 유방의 높이와 같은 팔 부위의 근육이 생기는 곳이다.

기침으로 숨이 차고, 콜록거리는 기침일 때 이 급소를 지압하면 효과가 있다.

▲ 신통한 지압 치료법

심한 기침이 날 경우 백(俠白)을 지압하면 되는데, 이곳은 폐를 사이에 둔 급소다. 한의서에 보면 간과 담을 목(木, 靑), 심과 소장을 화, 비와 위를 토(土. 黃), 폐와 대장을 금(金, 白), 신과 방광을 수(水, 黑)로 나타내고 있다. 이에 따라 협백의 백은 금으로 폐를 말한다. 폐를 앓으면 피부 영양이 빠지고 얼굴빛이 창백해진다. 따라서 폐결핵에 걸리면 얼굴이 창백해져 미인으로 지칭되기도 했다.

팔이아프거나저릴때는 척택을지압하면된다.

신통한 지압 척택의 위치

척택

팔꿈치의 안쪽 가로로 간 금에서 위팔 이두박근의 외측에 있다.

팔이 아프고 저릴 때, 손이 화끈거릴 때 이 급소를 누르거나 침,
뜸질을 하면 통증과 저린 것이 제거된다. 또한 입안이 마르거나,
가슴이 답답하거나, 뛰는 증상에도 효과적이다.

▲ 신통한 지압 치료법

팔이 아프거나 저릴 경우 척택(尺澤)을 지압하면 되는데, 이것은 폐경
(肺經)에 속하는 혈이다. 호스를 밟으면 물이 흐르지 않는 것처럼 이 급
소를 누르면 혈액순환이 나빠지면서 손끝 저림이 나타난다. 즉 팔다리
가 아프다는 것은 이 급소가 막혀 있다는 증거다.

위장이더부룩한때는 불용을지압하면된다.

신통한 지압 불용의 위치

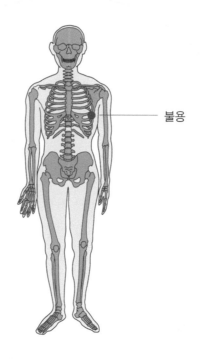

불용

명치의 양쪽인 여덟 번째 늑골의 제일 앞쪽 끝에 있다.

신통神通한 지압

증상에 따라 누구나 쉽게 할 수 있는 간단한 지압법

위장의 이상 증세를 제거하는데 즉효성이 있다. 증상은 명치에서 위장 부근까지 찌르는 듯한 심한 통증, 트림, 위장이 더부룩하거나 물이 고인 듯 한 느낌이다. 이럴 땐 불용을 누르는 것만으로도 완화된다. 또한 늑간신경통(등뼈에서 늑간까지의 통증)일 때도 아픈 부위를 가볍게 문지르면 통증이 제거된다. 천식으로 숨이 차거나 기침이 날 때도 좋다.

▲ 신통한 지압 치료법

위장이 더부룩한 경우 위장의 급소 불용(不容)을 지압하면 된다. 위장이 나쁘면 명치부터 양쪽 옆구리까지 답답하거나 통증이 있다. 이 급소를 누르면 심한 통증이 느껴진다.

눈의통증이있을때는 찬죽을지압하면된다.

신통한 지압 찬죽의 위치

찬죽

눈썹의 안쪽 끝 부위에서 누르면 우묵한 곳이다.

증상은 삼차신경통으로 눈 속이 아프거나 눈이 피로해진다. 이
럴 때 3~5초 정도의 간격으로 3~4회 지그시 지압하면 통증이 제
거된다.

▲ 신통한 지압 치료법

눈의 통증이 있을 경우 찬죽을 지압하면 되는데, 이것은 족태양방광경
에 속하는 혈이다. 이곳을 오랫동안 누르면 건강한 사람도 두통을 느낀
다.

위장이좋지않을때는 지창을지압하면된다.

신통한 지압 지창의 위치

지창

입아귀로부터 양옆으로 네 푼 되는 곳에 있다.

위장이 좋지 않거나, 또는 이로 인해 입이 삐뚤어지거나, 혈압이 높아 혀가 꼬부라질 때 이 급소를 지압하면 효과가 있다.

▲ 신통한 지압 치료법

위장이 좋지 않을 경우 위장의 기능이 떨어져 부스럼이나 습진이 생길 때 지창을 지압하면 되는데 위경에 속하는 혈이다. 지창이 거칠면 입 냄새가 심하다.

치통파이롱이있을때는 하관을지압하면된다.

신통한 지압 하관의 위치

하관

광대뼈(협골궁)를 중심으로 얼굴의 아래쪽 턱 부분이다.

안면에 신경마비가 나타나 눈이 감기지 않거나 입이 삐뚤어질 때 이 급소를 지압하면 효과가 있다. 급소 부근을 적당한 힘으로 눌리면서 지압하면 된다. 지압후 얼굴근육을 자꾸 움직이게 노력하면 특별한 치료 없이 완치된다.

▲ 신통한 지압 치료법

치통과 이통이 있을 경우 무더운 여름에 한쪽 얼굴에 차가운 바람을 장시간 �썰 때, 그쪽 얼굴에 마비되어 눈꺼풀이 감겨지지 않거나, 입이 삐뚤어지면서 침까지 흘리는데 이때하관을 활용하면 된다. 즉 광대뼈 밑에 있는 언저리를 따라가며 강하게 눌리면 심한 통증이 있는 곳이다. 또한 귀나 이빨의 심하게 아플 때도 효과가 있다.

혈압이 높을때는 인영을 지압하면 된다.

신통한 지압 인영의 위치

인영

족양명위경라는 혈의 하나로 후두결절 양옆의 경동맥 부위의 맥이 뛰는 곳,
왼쪽손목에 있는 진맥부위이다. 다시 말해 결후(성인 남자 목 중간쯤에 돌출된 뼈)
바깥쪽 5㎝ 떨어진 곳에 있는 두근거리는 맥이다.

고혈압을 낮추거나, 천식이나 만성 기관지염, 여성의 만성 갑상
선질환일 때 이 급소를 지압하면 효과가 있다.

▲ 신통한 지압 치료법

혈압이 높을 경우 인영을 지압하면 된다. 인영맥과 요골동맥(손목 엄지
손가락 쪽)의 움직임을 비교해 건강상태를 알아내는 맥진인 인영맥 구
진방법을 사용하면 된다. 또한 이 급소에 침으로 치료해도 좋다.

목이마르고식욕이없을때는
신문을지압하면된다.

신통한 지압 신문의 위치

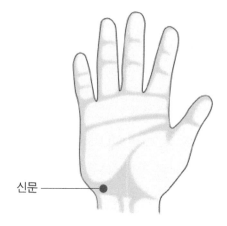

신문 ──

손목(손바닥 쪽)의 새끼손가락 방향에 있다.

임신여부를 알 수 있는데, 임신일 땐 맥이 그치지 않고 강하게 뛴다. 눈이 피로하거나, 목이 마르고 식욕이 없거나, 동계가 심하고 가슴이 통증이 있거나, 팔이 아프고 마비가 오거나, 손바닥이 화끈거리는 증상일 때 이 급소를 지압하면 효과가 있다.

▲ 신통한 지압 치료법

목이 마르고 식욕이 없을 경우 신문(神門)을 지압하면 되는데, 신문이란 이름은 오장육부, 즉 심장에서 나오고 있다는 용양의학적인 사고에서 나온 것이다. 또한 심장으로 통하는 관문이라는 점에서 이름이 생겼다. 이 급소로 심장의 증상을 파악할 수 있다.

50대의견비통일때는 견우를지압하면된다.

신통한 지압 견우의 위치

견우

팔을 들 때 어깨 끝 부분 앞쪽의 우묵한 곳이다.

50대의 견비통이나 팔이 아프거나 저릴 때도 이 급소를 활용하면 효과가 있다.

▲ 신통한 지압 치료법

50대의 견비통일 경우 견우를 지압하면 되는데, 이것은 대장경(大腸經)에 속하는 혈의 이름이다. 팔꿈치에 힘을 준 다음 이 급소를 집게손가락으로 누르면 효과가 있다. 또한 온구치료를 하면 잘 듣는데 견우에 쑥뜸을 4~5차례 계속하면 된다.

눈꼬리잔주름을제거하고싶을때는
동자료를지압하라.

신통한 지압 동자료 위치

동자료

눈 꼬리 함몰부이다.

눈 꼬리의 잔주름을 제거하는데 이 급소가 가장 효과적이다.

▲ 신통한 지압 치료법

눈 꼬리 잔주름을 제거하는 데는 동자료를을 지압하면 되는데, 이것은 족소양담경에 속하는 혈의 이름이다. 이 급소는 귀 바로 앞과 협골위쪽에 있는 객주인, 귀 앞부분 함몰부위에 있는 청회, 대머리가 가장 잘 벗겨지는 함염, 함염 바로 밑이 현로, 그 밑에 현리 등의 급소와 함께 편두통, 눈안개, 현기증, 이명, 얼굴마비, 신경통, 삼차신경마비 등의 치료하는데 효과적이다.

식욕이부진할때는 지기를지압하면된다.

신통한 지압 지기의 위치

지기

삼음교를 거쳐 정강이로 올라가면 무릎에서 16㎝ 아랫부분이다.

식욕부진이거나, 다리가 붓거나, 오줌소태나, 배가 팽만할 때 이 급소를 주무르거나 쓰다듬거나 온찜질을 하면 효과가 있다.

▲ 신통한 지압 치료법

식욕이 부진할 경우 지기(地機)를 지압하면 되는데, 이것은 태음극이 라고도 한다. 뼈와 살 사이에 있는 급소로 급성증상에 효과가 있다. 태백 과 함께 이 급소를 가볍게 만지면 발이 차거나, 붓거나, 오줌소태나, 배 탈이 났다는 것을 알 수가 있다.

급체일때는 격관을지압하면된다.

신통한 지압 격관의 위치

격관

제7 흉추의 밑 등뼈 가운데서 좌우로 격수가 있고, 거기서 밖으로 4.5㎝ 떨어져있다.

구토, 그치지 않는 딸꾹질, 체했을 때 이 급소를 지압하면 효과
가 있다.

▲ 신통한 지압 치료법

급체일 경우 격관(膈關)을 지압하면 된다. 격관을 고서엔 음식이 내려
가지 않거나 막혔다고 되어 있다. 이것은 오늘날의 암과 같은 증상이다.
이 암은 위의 입구부분 즉 횡격막 밑에서 쉽게 발병된다. 이것을 한의학
에서는 가슴이 막힌다 혹은 목이 막힌다고 한다.

발파무릎의피로를풀때는
신수를지압하면된다.

신통한 지압 신수의 위치

신수

옆구리 밑에 위치한 늑골의 선단과 높이가 같은 곳, 즉 제2 요추의
극돌기 밑 척추 좌우양측 4~5㎝정도에 있다.

천식, 요통, 가래, 발과 무릎의 피로를 풀 때 이 급소를 지압하면
효과가 있다.

▲ 신통한 지압 치료법

발과 무릎의 피로를 풀 경우 신수를 지압하면 되는데, 이것은 좌우의
콩팥 위에 있는 내분비 샘을 말한다. 이곳은 몸의 상태를 진단하는 곳이
다. 진단 때 허리뼈의 좌우양측 근육에 큰 응어리 및 압통이 없으면 건강
한 것이다. 이와 반대로 근육이 굳어 있거나 가볍게 누를 때 통증을 나타
나면 과로한 것이다. 이런 증상이 나타나면 혈압이 오르고 정력이 감퇴
되며, 발이 붓고 잠을 설치며 부스럼 등의 증세가 나타난다. 여성은 생리
불순으로 허리통증과 발이 냉해진다.

발파무릎이피로로할때는
삼음교를지압하면된다.

신통한 지압 삼음교 위치

삼음교

발과 무릎의 피로, 비만과 마른데, 그리고 흥분과 요통에도 이 급소를 지압하면 효과가 있다.

▲ 신통한 지압 치료법

발과 무릎이 피로할 경우 삼음교(三陰交)를 지압하면 되는데, 이것은 족태음비경에 속하는 혈이다. 이 급소는 비의 태음, 간의 궐음, 신의 소음이 엇갈리는 지점에 있다. 배꼽을 놓고 위에 간장이 있고 밑에 신장이 있다. 즉 한의학에서는 간장에서는 용기가, 신장에서는 친절이 나타난다고 한다. 임신 때 삼음교와 합곡에 침을 놓으면 태아가 죽는다고 한다. 그러나 실제로는 그렇지 않다.

소화불량일때는 경문을지압하면된다.

신통한 지압 경문의 위치

경문

제12 갈비뼈 끝의 바로 아래에 있다.

가슴에서 옆구리까지 답답하거나, 뱃속이 끓고 설사가 있거나, 소화불량으로 트림과 토할 것 같거나, 가슴이 쓰리거나, 어깨에서 견갑간부까지 심한 통증이 있을 때 이 급소를 활용하면 효과가 있다.

▲ 신통한 지압 치료법

소화불량일 때는 경문(京門)을 지압하면 되는데, 이것은 담경에 속해 있는 혈이다. 이 급소는 콩팥의 기능과 상태를 점검하는 곳이다. 경문은 제12 늑골 첫 번째 있기 때문에 누워 있으면 급소를 찾기 힘들다. 따라서 반듯하게 엎드렸을 때만 찾을 수 있다.

신통한 지압 견정의 위치

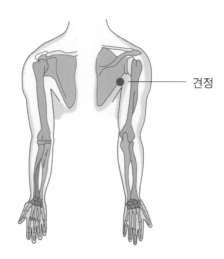

견정

어깨 위 가장 위쪽 부분으로 팔을 펴면 오목하게 들어가며 삼지(三指)로
눌렀을 때 중지가 닿는 곳이다.

뒷머리가 아프고 목에서 어깨까지 뻐근하다. 눈이 피로하고 이명이 나타난다. 이빨이 아프고 어깨에서 팔뚝까지 통증이 있다. 위장상태가 나쁘고 감기 기운으로 뼈마디가 쑤신다. 견갑통, 후두골 신경통, 고혈압 증상일 때 이 급소를 활용하면 된다.

▲ 신통한 지압 치료법

어깨의 뻐근함을 치료하려면 견정(肩井)을 지압하면 되는데, 이것은 담경(膽經)에 속한 혈의 이름이다. 목덜미에서 어깻죽지까지 지압하는 방법을 견정술이라고 한다. 이 급소를 중심으로 시술하면 된다. 이때 강하게 주무르거나 두드리면 안 되고, 고혈압 환자에게 시술하면 위험하다.

무릎이시리고아플때는
음릉천을지압하면된다.

신통한 지압 음릉천 위치

음릉천

굵은 정강이뼈 안쪽 위의 우묵한 부위이다.

무릎이 시려서 통증이 있거나 차게 자서 배탈이 났거나, 식욕이 없거나, 옆구리가 답답하거나, 숨이 가쁘거나, 어지럽고 허리가 아플 때 이 급소를 지압하면 효과가 있다.

▲ 신통한 지압 치료법

무릎이 시리고 아플 경우 음릉천(陰陵泉)을 지압하면 되는데, 이것은 족태음비경에 속하는 혈이다. 한의서에 병이 높고 안에 있으면 음릉천에서 제거하고, 반대이면 양릉천에서 제거하면 된다고 기록되어 있다.

여기에서 말하는 높은 병이란 배꼽 위에 나타나는 두통, 현기증, 이명, 어깨 결림, 기침, 동계 등을 말한다. 안은 시린 증상이고, 바깥은 열과 부기 증상을 말한다. 또한 찬 곳에 자다가 배탈이 났을 때도 사용된다. 반대로 일사병으로 두통이 올 때 음릉천의 반대쪽에 있는 양릉천을 활용하면 된다.

고혈압이있을때는 천정을지압하면된다.

신통한 지압 천정의 위치

천정

목을 최대한 왼쪽으로 돌렸을 때 한쪽 목의 근원부에서 가슴 한복판에 걸쳐
나타나는 딱딱한 근육이 바로 흉쇄유돌근이다.
이 근의 뒤쪽에 천정이 있다.

목구멍과 이빨, 편도선이 아플 때 이 급소를 활용하면 효과가 있다. 특히 고혈압으로 혈액순환에 이상이 있을 때 이 급소 부근이 딱딱하게 응어리지는데, 이것을 제거하는데도 이 급소가 최고다.

▲ 신통한 지압 치료법

고혈압이 있을 경우 천정을 지압하면 된다. 이 급소가 있는 흉쇄유돌근 안쪽으로 심장과 머리를 연결하는 혈관과 수많은 신경이 지나가기 때문에 중요한 곳이다. 더구나 혈액의 흐름을 조절하는 곳이다.

설사가 날 때는 상양을 지압하면 된다.

신통한 지압 상양의 위치

상양

둘째손가락의 엄지손가락 쪽 손톱 뒤 모서리에서 한 푼 뒤에 있다.

신통神通한 지압

장이 나빠 설사나 기미가 있거나, 단순한 설사, 감기의 열로 설사가 있을 때 이 급소를 활용하면 효과가 있다.

▲ 신통한 지압 치료법

설사가 날 경우 상양(商陽)을 지압하면 되는데, 이것은 수양명대장경에 속하는 혈이다. 이 급소는 폐의 순환계가 목의 근원부에서 팔을 거쳐 엄지손가락 끝에 있는 소상에 이르러 여기서 대장의 순환계로 옮긴다. 그 이유는 오장육부의 부는 양, 장은 음인데 대장은 양에 속하고 폐는 음에 속하기 때문이다.

손목에 이상이 있을때는 양계을 지압하면 된다.

신통한 지압 양계의 위치

양계

엄지손가락에 힘을 주면 손등 쪽 근원부에 두 개의 딱딱한 힘줄이 나타난다.
두 개의 힘줄 사이의 우묵하게 들어간 곳이다.

목구멍과 이빨이 아프거나, 이명이나, 귀가 들리지 않거나, 손목을 움직이면 아프거나, 손목의 움직임이 부드럽지 않을 때 이 급소를 활용하면 효과가 있다.

▲ 신통한 지압 치료법

손목에 이상이 있을 경우 양계(陽谿)를 지압하면 된다. 이곳은 대장의 순환계를 이루는 급소인데 손등에도 있다. 그 이유는 손등이 양, 손바닥이 음이기 때문이다.

마음이초조할때는 삼리를지압하면된다.

신통한 지압 삼리의 위치

삼리

굽힌 팔꿈치에서 집게손가락 쪽으로 6㎝ 떨어진 곳에 있다.

목구멍이 아프거나, 편도선이 붓거나, 설사를 할 때 이 급소를 활용하면 효과가 있다. 또한 반신불수나 팔 신경통에도 이용된다.

▲ 신통한 지압 치료법

마음이 초조할 경우 삼리(三里)를 진정시키면 되는데, 이 급소가 다리에도 있다. 이에 다리의 삼리와 구별해 수삼리나 상삼리라고 한다. 이 급소 가까운 곳에 급소 하렴과 상렴이 있다. 더구나 세 개의 급소가 나란히 있는데, 그 중에 세 번째로 있는 것을 삼리라고 한다. 얼굴에 종기나 심한 여드름이 있을 때 이곳을 누르면 매우 아프다. 이때 이곳에 뜸질치료나 가볍게 지압하면 된다.

코가막힐때는영향을 지압하면된다.

신통한 지압 영향의 위치

영양

콧방울에서 바깥쪽으로 다섯 푼 되는 곳이다.

114

코가 막히거나, 얼굴 절반이 마비되거나, 얼굴의 신경통에 이 급
소를 활용하면 효과적이다.

▲ 신통한 지압 치료법

코가 막힐 경우 영향(迎香)을 지압하면 되는데, 이것은 수양명대장경
(手陽明大腸經)에 속하는 혈이다. 음양오행사상 중 오향이라는 것이 있
는데, 이것은 다섯 가지 대표적인 냄새를 오행이나 오장의 형태와 빛깔
에 대입시킨 것이다. 음양오행에서의 다섯 가지 냄새란 기름 냄새, 타는
냄새, 향기로운 냄새, 비린내, 썩은 냄새 등을 말한다. 이것을 오행과 오
장에 대입시키면 기름 냄새는 오행의 목, 오장의 간과 담에 해당된다.

이에 따라 타는 냄새는 화로 심과 소장, 향기로운 냄새는 토로 비와 위,
비린내는 금으로 폐와 대장, 썩은 냄새는 수로 신과 방광 등에 해당된다.
즉 위와 비는 향기로운 냄새가 난다.

코가막혔을때는 곡차를지압하면된다.

신통한 지압 곡차의 위치

곡차

눈 안쪽 끝에서 머리 쪽으로 이마와 머리카락이 돋아나는 머리부위와
경계를 이루는 곳이다.

감기증상으로 두통이나 코가 막혔을 때 이 급소를 마시하면 효과가 있다.

▲ 신통한 지압 치료법

코가 막혔을 경우 곡차(曲差)를 이용하면 되는데, 이것은 이마에서 머리카락이 나는 부위, 즉 이마에서 머리로 구부려져 넘어가는 모퉁이를 말한다.

대인공포증이있는때는 신도를지압하면된다.

신통한 지압 신도의 위치

신도

등허리의 제5 흉추 극돌기 밑에 있다.

118

상반신에 열이 나고 목과 어깨가 뻐근하거나, 동계가 오거나, 천식발작 등에 이 급소를 활용하면 효과가 있다. 그리고 가벼운 협심증의 고통제거에도 이용된다.

▲ 신통한 지압 치료법

대인공포증이 있는 경우 신도(神道)를 지압하면 된다. 신은 심의 장에 머무는데, 인간의 성격과 능력을 비롯해 건강까지 심의 장이 지배하고 있는 것이다. 그 신에 통하는 길을 신도라고 하는데 이 급소 양쪽에 심수라는 급소가 있다. 이 급소 바로 밑 제6흉추 극돌기 밑에 급소 영대가 있는데, 신이 머무는 자리라고 한다.

심장의 생리적인 기능보다 정신적 정서면의 실조현상, 즉 대인공포증 같은 데 활용되는 급소이다.

체력을증강시키려고할때는
　　명문을지압하면된다.

신통한 지압 명문의 위치

명문

제2, 3 요추 극상돌기 사이에 있다.

허약체질이나, 요통이나, 정력 감퇴로 나타나는 이명이나, 두통이나, 부인의 생리이상이나, 대하 및 냉증 등에 이급소를 활용하면 효과가 있다.

▲ 신통한 지압 치료법

체력을 증강시키려고 할 경우 명문(命門)을 지압하면 되는데, 이것은 경혈(經穴)의 이름이다. 즉 생명의 문(門) 또는 생명의 근본이라는 뜻으로 오른쪽 콩팥을 말한다. 명칭처럼 인간이 태어나면서부터 갖고 있는 체질과 체력을 튼튼하게 해주는 급소다.

명문처럼 선천적인 원기의 자리인 선수, 후천적인 원기의 자리인 삼초수, 원기에 관련된 급소인 임맥의 관원과 함께 병용하면 정력을 강화시키는 효과가 좋다. 명문 약간 위에 있는 근축은 배근이 굳었을 때 활용되는 급소이다.

간장의기능을보완할때는
간수를지압하면된다.

신통한 지압 간수의 위치

간수

제9 흉추 극돌기 밑 등뼈중심에서 좌우 양편으로 4~5㎝ 떨어진 곳이다.

위장병이 원인으로 나타나는 두드러기와 전신의 질병을 치료하는데 사용된다. 또 여드름, 천식, 차멀미, 가슴과 옆구리 통증, 다리 부종 등일 때 이 급소를 지압하면 효과가 있다.

▲ 신통한 지압 치료법

간장의 기능을 보완할 경우 간장의 기능을 보완할 경우 간수를 지압하면 되는데, 이 급소는 간장의 기능을 점검하는 곳이다. 이 급소와 밀접한 곳이 가슴의 기문 급소이다. 기문은 제9 늑골 첫머리에 있다. 간장의 상태는 간수와 기문을 이용한다. 척추골 사이의 근축 급소와 좌우 간수를 비롯해 간수 바깥쪽에 있는 혼문 급소 등 좌우 5개 급소는 간 기능과 감정까지 관장한다.

굽은허리를펴려고할때는
부분을지압하면된다.

신통한 지압 부분의 위치

부분

제2 흉추 극돌기 밑 좌우 간격이 9㎝되는 곳에 있다.

강직성척추염으로 인해 압박으로 가슴이 답답하고 기침, 천식, 동계 등이 심하게 나타날 때 이 급소를 지압하면 효과적이다.

▲ 신통한 지압 치료법

굽은 허리를 펴려고 할 경우 부분(附分)을 활용하면 된다. 이 급소는 팔로 가는 신경이 차례로 갈라지는 장소다. 등뼈가 굳어 몸통을 옆으로 돌리지 못하는 강직성척추염 치료에 좋은 곳이다.

기침으로옆구리통증이있을때는
격수을지압하면된다.

신통한 지압 격수의 위치

격수

제7 흉추의 극돌기 밑 척추골에서 좌우로 4~5㎝ 내려간 곳이다.

위가 더부룩하거나, 트림이 나오거나, 기침으로 숨이 가쁘고 가슴과 옆구리가 아프며 상반신에 출혈이 있어 기분이 유쾌하지 못할 때 이 급소를 지압하면 효과가 있다.

▲ 신통한 지압 치료법

기침으로 옆구리 통증이 있을 경우 격수를 지압하면 된다. 식사를 하면 위가 뻐근하고 더부룩하며 기분이 나빠지는 경우가 있다. 이것은 위장의 기능이 쇠퇴한 것으로 격수 지압으로 다스리는 곳이다. 또한 호흡, 순환, 소화, 흡수계통에 직효다.

만성적인냉증일때는 고황을지압하면된다.

신통한 지압 고황의 위치

고황

심장과 횡격막의 사이, 즉 제4 흉추 밑 양쪽으로 9㎝ 떨어진 곳이다.

만성 냉증이거나, 기가 마르거나, 피로한 증상이거나, 가슴이
답답하고 동계가 오거나. 숨이 막히면서 명치에 심한 통증이 오
거나, 어깨에서 등허리나 팔꿈치 등이 아플 때 뜸을 뜨면 효과가
있다.

▲ 신통한 지압 치료법

만성적인 냉증일 경우 고황을 지압하며 되는데, 고는 심장의 아랫부분
이고, 황은 횡격막의 윗부분으로 이 사이에 병이 발생하면 치유하기가
어렵다. 심근경색으로 인한 협심증과 동맥경화의 원인으로 생기는 심장
질환 치료에 좋다. 특히 손끝과 발끝이 몹시 차가울 때 고황 침요법이 효
과가 있다.

신통神通한 지압

증상에 따라 누구나 쉽게 할 수 있는 간단한 지압법

목과어깨가뻣뻣할때는 백호를지압하면된다.

신통한 지압 백호의 위치

제3 흉추 밑 흉추 중앙에서 좌우 9㎝되는 곳에 있다.

목과 어깨가 굳고 가슴이 묵직한 증상, 견비통, 충혈, 상기(얼굴이 붉어짐), 가래, 천식, 동계 등일 때 이 급소를 지압하면 효과적이다.

▲ 신통한 지압 치료법

목과 어깨가 뻣뻣할 경우 백호(魄戶)를 지압하면 되는데, 폐장의 문호에 해당된다. 제5 흉추 밑 심수 옆에 있는 신당, 제9 흉추 밑 간수 옆에 있는 혼문, 제11 흉추 근방 비수 옆에 있는 의사, 제2 요추 밑에 있는 신수 등에서 4.5㎝ 바깥지점에 있는 지실이 바로 이 급소다.

몸이피로할때는 삼초수를지압하면된다.

신통한 지압 삼초수의 위치

삼초수

제1과 제2 요추 극상돌기 사이에서 양옆으로 각각 두 치 밖으로 있다.

과로로 열이 나고 소화불량에 뱃속이 부글거린다. 허리통증과 원인 없이 돋아나는 작은 여드름이나 부스럼, 정력 감퇴될 때 이 급소를 지압하면 효과가 있다. 즉 통증과 **뻣뻣하게 굳어지는** 느낌일 때도 좋다.

▲ 신통한 지압 치료법

몸이 피로할 경우 삼초수를 지압하면 되는데, 이것은 족태양 방광경에 속하는 혈이다. 삼초는 열을 발산하는 곳인데, 이곳에 사악한 기운이 모여들면 삼초수가 된다. 이 급소와 연관 있는 급소 석문은 배꼽에서 6㎝ 밑에 있다.

삼초수, 석문, 전중, 중완 등은 인체기능을 조정하는 중요한 급소다. 기분이 우울할 때 이 급소에 지압하면 효과가 좋다.

변형성슬관절증으로인한무릎통증일때는
위양을지압하면된다.

신통한 지압 위양의 위치

위양 ——

무릎이 굽혀지는 바깥쪽에 있으며, 위음은 엄지발가락을 말한다.

무릎 통증, 좌골신경통, 중풍으로 온 반신불수, 한쪽 팔이나 발에 마비증상이 있을 때 이 급소를 지압하면 효과가 있다.

▲ 신통한 지압 치료법

변형성슬관절증으로 인한 무릎통증일 경우 위양(委陽)을 지압하면 된다. 여성들이 나이가 들면서 무릎의 관절뼈가 변형되는데 이것을 변형성슬관절증이라고 한다.

신경질및흥분이일어날때는 옥침을지압하면된다.

신통한 지압 옥침의 위치

옥침

낙각의 아래쪽 5㎝ 정도, 목과 머리카락의 경계에서 9㎝ 위쪽에 있다.
후두골 머리꼭대기에서 중앙선이 내려온 곳으로 반드시 누웠을 때
베개에 닿는 뒤통수의 양쪽이다.

곡차, 통천, 낙각의 급소가 고치는 후두통, 머리가 무겁고 현기증이 나거나, 눈이 빠질 듯 한 통증이 있거나, 이명 등을 비롯해 여성의 신경질과 흥분의 증세(머리, 눈, 귀, 코의 다양한 증상)일 때 이 급소를 지압하면 효과가 있다.

▲ 신통한 지압 치료법

신경질 및 흥분이 일어날 경우 옥침(玉枕)을 지압하면 되는데, 이것은 뒷골 통증이 있을 때 매우 효과적이다.

야뇨증일때는 방광수를 지압하면 된다.

신통한 지압 방광수의 위치

방광수

제2 엉치등뼈에서 양옆으로 두 치 떨어진 곳에 있다.

여성의 냉증으로 인한 방광염일 때 이 급소를 지압해주면 효과가 있다. 또한 온찜질, 뜸질 등으로도 완쾌된다.

▲ 신통한 지압 치료법

야뇨증일 경우 방광수를 지압하면 완치되고, 이것은 족태양방광경에 속하는 경혈이다. 이 급소는 방광에 사악한 기가 스며들기 때문에 아랫배에서 허리와 선골부까지 따뜻하게 해주면 냉증, 통증, 마비 등이 치료된다.

어린이에게 경기가 있을때는 대저를 지압하면 된다.

신통한 지압 대저의 위치

대저

제1 흉추 극상돌기 아래에서 옆으로 각각 두 치 되는 곳을 눌렀을 때
통증이 있는 곳이다.

열병이지만 땀이 없거나, 어깨와 등허리 근육의 경령, 어린이의 경기 등일 때 이급소를 지압하면 효과가 있다. 또한 어깨, 등, 요통, 오장의 혼란으로 발생하는 두통, 류머티즘관절염의 통증완화에도 좋다.

▲ 신통한 지압 치료법

어린이에게 경기가 있을 경우 대저(大?)를 지압하면 되는데, 이것은 방광경에 속하는 혈이다. 이곳은 예로부터 동양의학에서 골이 수를 기르는 중요한 급소로 취급해 왔다.

여성의생리통일때는 상료를지압하면된다.

신통한 지압 상료의 위치

상료

요의 제1실이 등뼈를 물고 있는 양쪽지점에 있다. 즉 선추가 달라붙어
형성된 극돌기 양측에 있는 추간공을 말한다.

생리통으로 고통을 받을 때 이 급소를 중심으로 온찜을 해주면 효과가 있다.

▲ 신통한 지압 치료법

여성의 생리통일 경우 상료를 지압하면 된다. 오피스 걸들 가운데 생리통으로 고생하고 있는 경우가 많다. 이것은 하반신의 혈액흐름에 무리가 생겨 하복부에 울혈이 일어났기 때문이다.

미골에서 밑으로 제1 후선골공, 제2 후선골공, 제3 후선골공, 제4 후선골공이 있는데 여기에 상료, 차료, 중료, 하료 좌우에 모두 8개 급소들이 있다. 이것을 팔료급소로 부르는데, 골반내장 질환, 부인과 질병으로 인한 증상에 잘 듣는다.

위가나쁠때는 위수를지압하면된다.

신통한 지압 위수의 위치

위수 —

제12 흉추와 제1 요추극상돌기 사이에서 양옆으로 두 치 되는 곳이다.

위가 나빠져 생목으로 쓰리면서 거북스럽고 통증이 있다. 트림이 있고 토할 것 같으며 복부 팽만감이 있을 때 이 급소를 지압하면 효과가 있다. 또한 아기가 젖을 자주 토할 때도 좋다.

▲ 신통한 지압 치료법

위가 나쁠 경우 위수를 지압하면 되는데, 이것은 족태양방광경에 속하는 혈이다. 이유도 없이 위상태가 이상한 느낌이 든다든가 토할 것 같을 때는 위수나 중완(명치와 배꼽 중간)을 체크해보면 된다. 중완은 복대동맥에서 갈라져 위, 체장, 간장혈관의 분기점에 있는데 이곳에 자율신경이 있다. 위가 약해지면 등뼈 쪽의 통증과 어깨에서 등허리까지 뻣뻣해지고 마비가 나타난다. 이밖에 치질에도 좋다.

장딴지가부을때는 승산을지압하면된다.

신통한 지압 승산의 위치

— 승산

오금의 가로 간 금의 가운데에서 여덟 치 아래에 있다.

발과 무릎의 통증, 장딴지가 부을 때, 변비가 있을 때 이 급소를 지압하면 효과가 있다. 또한 발에 쥐가 날 때도 좋다.

▲ 신통한 지압 치료법

장딴지가 부을 경우 승산(承山)을 지압하며 되는데, 이것은 족태양방 광경에 속하는 혈로 어복(魚腹)이라고도 한다. 장딴지를 볼록한 동산으로 가정해 그곳으로 올라가 증상을 제거한다는 뜻이다.

쿄에이상이 있을때는 비양을 지압하면 된다.

비양

바깥 복사뼈 위쪽으로 21㎝ 올라가 뒤쪽으로 3㎝되는 곳이다.

신통神通한 지압

증상에 따라 누구나 쉽게 할 수 있는 간단한 지압법

이통, 목구멍 통증, 발가락 통증, 앉았다 일어설 때의 현기증, 치질과 간질병 등일 때 이 급소를 지압하면 효과가 있다.

▲ 신통한 지압 치료법

코에 이상이 있을 경우 비양(飛陽)을 지압하면 된다. 비양은 폐와 위에 열이 몰려 목구멍이 갑자기 붓는 병이다. 또한 귀가 아프기도 하고 음식물을 넘기지 못하는 증상이 나타난다. 고전에 '실(實)하면 코가 막히고 두통과 요통이 나타난다. 반대로 허할 땐 코가 막히면서 코피까지 흘린다. 이것을 다스리는 급소가 비양이다' 라고 되어 있다. 즉 머리와 코의 이상을 발등 급소로 고치는 것이다.

폐기능이 나쁠때는 폐유를 지압하면 된다.

신통한 지압 폐유의 위치

폐유

제3 흉추 극돌기 밑으로 4~5cm 내려간 곳에 있다.

가슴이 답답하고 기침이 동반된다. 즉 숨이 차고 미열이 있다. 머리에서 어깨와 등까지 뻣뻣해지거나, 두드러기, 감기, 천식, 불안, 초조, 발 부종일 때 이 급소를 지압하면 효과가 있다.

▲ 신통한 지압 치료법

폐 기능이 나쁠 경우 폐유를 지압하면 되는데, 오장육부에서 수자가 붙은 급소는 폐수를 비롯해 궐음수, 심수 등 17개가 있다. 나쁜 기운이 수자가 들어있는 급소를 통해 체내에 침입해 병을 일으킨다. 폐수는 급소 중부와 연관된다. 이 급소에 손끝으로 살짝 눌러보면 가벼운 통증이나 멍울이 있으면 폐 기능에 이상이 있는 것이다.

발이 냉할때는 태백을지압하면된다.

신통한 지압 태백의 위치

태백

엄지발가락을 발바닥 쪽으로 굽히면 관절 뒤쪽에 힘줄이 나타나고,
힘줄 안쪽으로 엄지발가락의 뿌리부근에 불거져 나온 뼈 뒤쪽이다.

152

발이 냉하고 뱃속이 좋지 않을 때 이 급소를 지압하면 효과가 있
다. 또한 정강이 통증과 장딴지에 쥐를 푸는데도 좋다.

▲ 신통한 지압 치료법

발이 냉할 경우 태백(太白)을 지압하면 되는데, 태백은 큰 술잔을 뜻한
다. 발바닥 장심을 백육이라 하는데, 태백은 급소 백육 중에서도 가장 중
요하다. 그리고 비의 장이나 순환계에 이상 유무를 알아내는 급소이다.
급소가 손가락과 발가락 관절의 앞뒤, 손목, 발목, 팔꿈치, 무릎 등에 있
는 것이 중요하다.

생리불순일때는 혈해를 지압하면 된다.

신통한 지압 혈해의 위치

혈해 ———

무릎 뼈의 안쪽 가장자리 위 끝에서 두 치 반 되는 곳이다.

혈액의 막힘을 제거해 흐름을 원활하게 해준다. 여성의 생리에서 일어나는 갖가지 증상과 생리불순일 때 이 급소를 지압하면 효과가 있다. 또한 생리불순의 원인으로 아랫배가 팽만하고 다리가 부었을 때도 활용된다.

▲ 신통한 지압 치료법

생리불순일 경우 혈해(血海)를 지압하면 되는데, 이것은 비경(脾經)에 속하는 혈이다. 생리불순으로 인해 무릎통증, 아랫배의 팽만, 어깨 결릴 때, 두통 등의 증상을 어혈증이라 한다. 어혈증을 혈해에서 제거하면 된다. 배꼽 밑 5㎝ 떨어진 곳에 급소 기해가 있다.

설사와변비가있을때는 대횡을지압하면된다.

신통한 지압 대횡의 위치

대횡

배꼽 중심에서 양옆으로 네 치씩 나가서 있다.

신체의 상반신과 하반신 기능이 균형 있는지를 체크하는 급소
이다. 장기의 기능이 둔화되어 설사나 변비 등의 증상일 때 이 급
소가 효과가 있다.

▲ 신통한 지압 치료법

설사와 변비가 있을 경우 대횡(大橫)을 지압하면 되는데, 이것은 비경
(脾經)에 속하는 혈의 이름이다. 대횡에서 13㎝ 내려가면 급소 부사가 있
다. 이곳 역시 설사와 변비에 활용된다. 부사는 비의 순환계, 간의 순환
계 등이 엇갈리는 곳이다.

증상에 따라 누구나 쉽게 할 수 있는 간단한 지압법

어지러운현훈증일때는 충문을지압하면된다.

신통한 지압 충문의 위치

충문

배꼽에서 옆으로 12cm 떨어진 곳에 급소 대횡이 있고,
여기서 15cm 아래 치모가 있는 곳에 있다.

냉의 원인으로 생긴 복통이나 응어리를 제거하거나, 아기의 경련이나, 임신 중 태아가 움직여 명치부근이 뻐근해 숨이 가쁠 때 이 급소를 활용하면 효과가 있다.

▲ 신통한 지압 치료법

어지러운 현훈증일 경우 충문(衝門)을 지압하면 된다. 갱년기 여성이 목욕 후나 더위를 먹었을 때 배꼽에서 명치까지 치받는 듯 한 통증이나 어지러워지는 경우가 있을 것이다. 이것은 자율신경의 실조로 갑자기 피가 머리로 올라왔기 때문인데, 상충이라고 한다. 충문의 이름도 여기서 따 왔다.

헛배가부를때는 상구를지압하면된다.

신통한 지압 상구의 위치

상구

안쪽으로 위치한 복사뼈 안쪽이다.

피부가 희면서 기침이 있고, 위장이 약하고, 몸이 무겁고, 헛배가 부를 때 이 급소를 지압하면 효과가 있다. 단 이 급소는 비의 병과 폐의 병을 겸할 때만 사용한다.

▲ 신통한 지압 치료법

헛배가 부를 경우 상구(商丘)를 지압하면 된다. 상자는 오행설에 대입시키면 금, 즉 폐와 관계가 있다. 폐의 중요 급소 소상과 같다. 뱃속에 가스가 가득차면서 헛배가 부르고 소리가 나거나 배가 묵지근할 경우 이 급소를 가볍게 눌러주면 없어진다. 아기의 경풍에도 흔하게 사용된다.

머리가충혈되어열이오를때는
천정을지압하면된다.

신통한 지압 천정의 위치

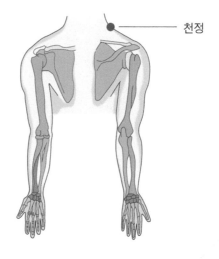

천정

팔뚝 위 바깥쪽으로 팔 굽에서 3㎝ 위쪽의 움푹 파인 곳이다.

머리가 충혈이 되어 열이 오르고 상기상태나 눈 꼬리가 아프거나, 귀가 잘 들리지 않거나, 목구멍이 아프거나, 기침이 나오거나, 가슴의 동계가 가라앉지 않거나, 어깨로부터 팔뚝 위까지 통증이 있을 때 이 급소를 활용하면 효과가 있다.

▲ 신통한 지압 치료법

머리가 충혈 되어 열이 오를 경우 천정을 지압하면 된다. 이것은 삼초의 작은 순환계들이 모여서 큰 곳으로 합류한다는 뜻이다. 천정을 중심으로 팔뚝 위 뒤쪽 팔 굽에서 7㎝ 위의 청냉연, 팔뚝 위 뒷면 중앙의 소락, 팔뚝 위 뒷면 어깻죽지 뒤에서 10㎝ 아래쪽의 노희, 어깻죽지 뒤쪽의 견료, 어깻죽지와 목덜미 밑 부분과의 중간의 천료 등의 급소들 모두 목 옆 부분에서 어깨와 팔까지의 통증과 마비와 냉증을 제거하는데 효과적이다.

목이 한쪽으로 굽어질 때는
천유를 지압하면 된다.

신통한 지압 천유의 위치

천유

유양돌기 바로 뒤쪽 밑 부분, 즉 흉쇄유돌근 부착부 뒤쪽에 있다.

이명, 눈의 통증, 얼굴부종, 목덜미 응어리, 치통 등에 이 급소를 활용하면 효과적이다.

▲ 신통한 지압 치료법

목이 한쪽으로 굽어질 경우 천유를 지압하면 된다. 이 급소 주변엔 천주, 풍지, 완골, 천창, 천정 등의 급소가 모여 있다. 이것들은 머리, 눈, 귀, 이의 통증과 어깨에서 목까지의 통증이나 응어리가 있을 때 활용하면 효과가 있다. 흉쇄유돌근 안쪽으로 몸통과 머리를 잇는 혈관과 신경들이 관통하고 있다. 즉 그만큼 인체에서 매우 중요한 부위라고 할 수 있다.

증상에 따라 누구나 쉽게 할 수 있는 간단한 지압법

손가락마비가올때는 관충을지압하면된다.

신통한 지압 관충의 위치

— 관충

약손가락의 새끼손가락 쪽 손톱 근원부다.

166

변형성경추증 외에 손가락 안쪽 마비, 냉증, 통증, 목구멍이 붓거나 막힐 때 이 급소를 활용하면 효과가 있다.

▲ 신통한 지압 치료법

손가락 마비가 올 경우 관충(關衝)을 지압하면 된다. 노인들에게 변형성경추증이 나타나는데, 이것은 목뼈가 변형되거나 목뼈와 목뼈 사이의 추간판에 수분이 부족해서 나타난다. 이럴 경우 약손가락에서 새끼손가락까지 손가락 끝이 차고 손가락 안쪽에 마비증이 오는데, 이때 관충이 활용된다. 이와 함께 목에서 어깨까지 걸쳐 지압나 지압 혹은 따뜻하게 해주면 한층 효과가 빠르게 나타난다.

차멀미및뱃멀미할때는 예풍을지압하면된다.

신통한 지압 예풍의 위치

예풍

귓불과 유양돌기 사이에 있는 움푹 파인 곳이다. 이곳을 가볍게 누르거나
문질렀을 경우 통증을 나타난다.

이마에서 눈의 둘레, 뺨에서 턱까지 심한 통증이 엄습하는 삼차
신경통일 때 이 급소를 활용하면 효과가 있다.

▲ 신통한 지압 치료법

차멀미 및 뱃멀미할 경우 예풍을 지압하면 된다. 머리 꼭대기의 급소
백회를 향해 예풍에서 침을 비스듬히 놓는다. 순간 일시적으로 귀가 들
리지 않지만, 더 깊게 침을 찌른 상태로 얼마 후가 되면 얼굴통증이 사라
진다. 현기증일 때도 예풍을 누르면 낫는다. 또한 삼차신경뿐만 외에 머
리와 얼굴에 걸쳐 나타나는 다양한 증상에도 효과가 있다.

삼초 순환계는 안쪽으로 돌던 맥이 예풍에서 외행이 되어 계액, 노식,
각손, 이문, 화료 등으로 이어지면서 귀를 둘러싸고 있다. 중국에서는 귀
가 들리지 않으면 이곳에 침을 놓으면 치유된다고 한다.

팔에힘이없을때는 양지를지압하면된다.

신통한 지압 양지의 위치

양지

손목의 등 쪽 가운데 부위이다.

팔의 통증으로 팔 힘이 빠졌거나 정력이 쇠약해졌을 때 이 급소를 활용하면 효과가 있다.

▲ 신통한 지압 치료법

팔에 힘이 없을 경우 양지(陽池)를 지압하면 되는데, 이것은 수소양삼초경에 속하는 혈이다. 삼초의 허실은 모두 이곳에 나타나는데, 신체의 기능이 왕성한지 약한지를 이곳에서 판별된다.

목이아플때는 천용을지압하면된다.

신통한 지압 천용의 위치

천용

아래턱 안쪽 끝부분이다. 즉 귀의 뒤편에 있는 횡경의 굵은 근육 흉쇄유돌근
바로 앞에 있는 것을 말한다.

172

목이 아파 잠이 오지 않거나, 머리와 가슴의 통증, 치통, 이명 등
일 때는 이 급소를 활용하면 효과적이다.

▲ 신통한 지압 치료법

목이 아플 경우 천용(天容)을 지압하며 된다. 목 부위 급소에는 천자가
붙어 있는데, 목 부위에서 머리까지는 일곱 개의 구멍이 있다. 일곱 개의
구멍은 두개의 눈, 두개의 귀, 두 개의 콧구멍, 입 등을 말한다. 동양의학
에서는 인간을 우주의 축소판으로 보는데, 이곳에 있는 별, 즉 일곱 개의
구멍 중 하나라도 좋지 않으면 건강이 나빠지는 것이다. 이것을 다스리
는 급소가 천용이다.

수족이저릴때는 견정을지압하면된다.

신통한 지압 견정의 위치

견정

어깨 위의 가장 위쪽 부분으로 팔을 펴면 오목하게 들어가며 삼지(三指)로 눌렀을 때
중지가 닿는 곳에 있다.

어깨가 뻐근하고 통증이 있는 50대 견비통이나 팔이 뻣뻣하거나 쇄골에 통증이 있거나, 이명과 수족이 저려올 때 이 급소를 활용하면 효과가 있다.

▲ 신통한 지압 치료법

수족이 저릴 경우 견정(肩貞)을 지압하면 되는데, 이것은 담경(膽經)에 속한 혈의 이름이다. 이 급소 6cm 위쪽의 급소 노수와 함께 활용하면 더더욱 좋다. 50대 견비통은 천종, 후두골의 천추, 견갑골 내측 위쪽 구석에 있는 곡원, 어깨 끝머리 부위에 있는 견료, 어깨 끝 부위 근육에 있는 견우와 운문 등의 급소를 활용하면 된다.

시력이 약해질때는 천궁을 지압하면 된다.

신통한 지압 청궁의 위치

입을 벌릴 때 이주(耳珠) 귀 옆 바로 앞부분의 함몰 부위이다.

가는귀를 먹거나, 안면마비, 얼굴 신경통, 두통, 현기증, 시력이
약해질 때 이급소를 활용하면 효과가 있다.

▲ 신통한 지압 치료법

시력이 약해질 경우 청궁(聽宮)을 지압하면 되는데, 이것은 소장경에
속하는 혈이다. 귓병으로 혈관장애를 받으면 이명이 일어난다. 귓속에
서 매미소리가 들리는 천음이명과 금속성이 들리는 감음성이명이 있다.
전자는 쉽게 낫지만 후자는 낫기 어렵다. 이럴 때 청궁을 활용하면 효과
적이다.

손이화끈거릴때는 소부를지압하면된다.

신통한 지압 소부의 위치

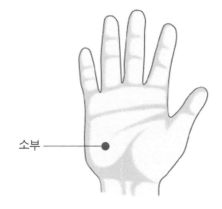

소부

주먹 쥐었을 때 새끼손가락 끝이 닿는 곳이다.

팔꿈치가 마비되어 구부러지지 않거나, 약손가락에서 새끼손가락까지 마비가 있거나, 손이 화끈거릴 때 이 급소를 지압하면 효과가 있다. 이 급소를 강하게 누르면 매우 강한 통증을 나타난다.

▲ 신통한 지압 치료법

손이 화끈거릴 경우 소부(少府)를 지압하면 되는데, 수소음심경에 속하는 혈이다. 손이 화끈거리면 무조건 과로했다는 증거다. 즉 신경질이 많으면 손바닥에 땀이 고인다. 이런 증상이 나타나면 차분하게 기분을 가라앉히고 급소 소부를 가볍게 지압해주면 된다.

점쟁이는 아니지만 손바닥을 만져만 보아도 성격과 건강상태를 알 수가 있다. 즉 엄지손가락 또는 새끼손가락 안쪽이 부드럽고 두꺼우면 친절하면서 건강하다. 이와 반대로 손바닥이 하얗고 차가우며 부드럽지 않으면 냉정하고 건강이 좋지 않다. 손바닥이 거칠면 가슴 또는 배가 아프다.

암내가있을때는 극천을지압하면된다.

신통한 지압 극천의 위치

극천

겨드랑이의 가운데서 맥동이 만져지는 곳이다.

가슴에서 옆구리에 이르는 통증과 역겨운 암내가 난다. 명치가 아프거나 가슴이 답답하면서 얼굴이 붉어지거나, 근심걱정으로 가슴이 울렁거릴 때 이 급소를 지압하면 효과가 있다.

▲ 신통한 지압 치료법

암내가 있을 경우 극천(極泉)을 지압하면 되는데, 이것은 수소음심경에 속하는 혈의 이름이다. 극천은 심장의 맥을 이루는 첫 번째 급소다. 더구나 심의 순환계중 최상부에 위치하는데, 이곳은 맥수가 솟아나는 샘이다.

겨드랑이에서 지독한 암내가 나는 사람이 있다. 이럴 경우 삼릉침으로 파정맥혈을 한 방울 짜낸다.

팔의통증이 있을때는 소해를 지압하면 된다.

신통한 지압 소해의 위치

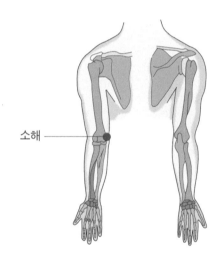

소해

팔꿈치에서 새끼손가락 안쪽에 있다. 즉 팔꿈치를 구부리면 주름(횡문)이 생기는데, 여기서 새끼손가락 쪽을 향해 손을 갖다 대면 맥박이 뛰는 것을 알 수가 있다.

피로한 눈, 두통, 옆구리의 통증, 가래톳, 팔의 안쪽, 새끼손가락 쪽으로 흐르는 신경통일 때 이 급소를 지압하면 효과가 있다.

▲ 신통한 지압 치료법

팔의 통증이 있을 경우 소해(小海)를 지압하는데, 이 급소가 삼음일 땐 심장맥박을 통해서 잡고 삼양일 땐 뼈마디를 통해서 잡아낸다. 손바닥은 무두 음이고 손등은 모두 양이다. 따라서 동맥을 찾아서 급소를 판단하면 된다.

순환계의 흐름이란 뜻으로 샘처럼 솟으면 정혈, 작게 흐르면 영혈, 연못처럼 고여 있으면 수혈, 크게 흐르면 합혈이라고 한다.

생리가고르지못할때는 음포를지압하면된다.

신통한 지압 음포의 위치

음포

음포 바로 아래의 혈해를 지압해도 좋다.

정력 감퇴로 다리의 안쪽근육이 굳어져서 땅기고 발이 차가우며 허리가 아플 때 이 목욕탕에 들어가 따뜻하게 급소를 지압하거나 지압하면 효과가 있다. 또한 생리불순이나, 오줌소태나, 자신도 모르게 소변이 나올 때나 요통이 있거나, 하복부에 통증이 있거나, 피로가 있거나, 발이 아프고 마비가 올 때도 효과적이다.

▲ 신통한 지압 치료법

생리가 고르지 못할 경우 음포(陰包)를 지압하면 되는데, 이 급소는 남녀의 성기인 음을 싸고 있어 생식기에 발생하는 다양한 증상에 효과가 좋다.

야뇨증이 있을때는 태돈을 지압하면 된다.

신통한 지압 태돈의 위치

태돈

엄지발가락 발톱뿌리로서 새끼발가락 쪽으로 있다.

배 옆구리에서 하복부와 하퇴내에 걸친 요복신경통, 대퇴신경통, 복재신경통 등일 때 이 급소를 지압하면 효과가 있다. 이밖에 부인과 질병에도 활용되고 있다.

▲ 신통한 지압 치료법

야뇨증이 있을 경우 태돈(太敦)을 지압하면 되는데, 이 급소에서 간의 순환계가 시작된다. 순환계에 흐르는 경수가 막히는 곳이 태돈인데, 족궐음의 맥이 흘러나오는 원천이다. 어떤 증상이든 살짝 눌러도 민감하게 반응한다. 이밖에 엄지발가락과 둘째발가락 사이의 급소 행간 역시 야뇨증을 치료하는 급소이다.

허리가시릴때는 음렴을지압하면된다.

신통한 지압 음렴의 위치

음렴

대퇴골의 내측상부, 기충의 두 치 밑에 있다. 즉 대퇴연결부에서
밑으로 6㎝ 내려온 곳에 있다.

생리불순과 허리가 시리고 아랫배가 부을 때 이 급소를 지압하면 효과가 있다.

▲ 신통한 지압 치료법

허리가 시릴 경우 음렴(陰廉)을 지압하면 되는데, 이 급소는 부인과 질병에 흔히 사용되는 곳이다. 예로부터 불임증을 치료하기 위해 뜸으로 시술하기도 했다. 하지만 위치가 위치인 만큼 실제로는 뜸을 뜨기가 어렵다.

가슴부근이아플때는 천지를지압하면된다.

신통한 지압 천지의 위치

천지

유두에서 바깥쪽으로 3㎝위치에 있는데, 다른 말로 천회라고도 한다.
또한 심포의 순환계와 담의 순환계가 서로 엇갈리는 곳이기도 하다.

가슴에서 명치와 배까지 뻐근한 통증이 있고, 열은 있지만 땀이
나지 않으면서 머리와 목에 통증이 있다. 또한 겨드랑이 밑이 붓
고 머리에 열이 나면서 한기가 있는 증상일 때 이 급소를 지압하
면 효과가 있다.

▲ 신통한 지압 치료법

가슴 부근이 아플 경우 천지(天池)를 지압하면 된다. 이것은 상반신에
나쁜 기운이 모여 심포의 순환계가 막히는 것을 의미한다. 증상은 가슴
속에서 떨걱거리는 것과 비슷한 소리가 들리거나, 목구멍에서 소리가
나는 듯하다. 또한 천지와 비슷한 높이, 즉 겨드랑이에서 손바닥 쪽 6cm
아래의 위 팔뚝에 급소 천천이 있는데 천지와 같은 증상을 치료한다.

심장발작이 있을때는 내관을 지압하면 된다.

신통한 지압 내관의 위치

내관

손바닥 쪽 손목 금의 중간점에서 두 치 위에 있다.

팔 굽에서 아래팔뚝까지 나타나는 근육 마비 증세나 급 협심증 같은 심장 발작으로 실신했을 때 이 급소를 지압하면 된다. 또한 명치근처의 통증, 눈이 충혈 된 두통, 팔의 통증, 마비 등에도 효과가 있다.

▲ 신통한 지압 치료법

심장발작이 있을 경우 발작을 가라앉히려면 내관(内關)을 지압하면 되는데, 이것은 심포경에 속하는 혈의 이름이다. 또한 아래팔뚝의 손바닥 쪽, 팔 굽과 손목의 중간지점에 극문이 있다. 이곳도 심장발작 등 급성증상을 진정시킨다.

팔신경통이있을때는 곡택을지압하면된다.

신통한 지압 곡택의 위치

곡택

팔 굽을 45도로 굽혔을 때 팔 굽에 생긴 금의 중간이다. 다시 말해 구부러지는
안쪽의 움푹 팬 곳이다.

위 팔뚝에서 팔 굽, 손에서 팔뚝에 나타나 신경통일 때 이 급소
를 지압하면 효과가 있다. 또한 명치가 아프고 열이 나며, 두통에
열이 오르는 증상완화에도 좋다.

▲ 신통한 지압 치료법

팔 신경통이 있을 경우 곡택(曲澤)을 지압하면 되는데, 이것은 심포경
에 속하는 혈의 이름이다. 이 급소는 팔 굽에서 순환계가 커져 경수 흐름
이 시작되는 분기점이다.

신경성위장병일때는 여태를지압하면된다.

신통한 지압 여태의 위치

여태

둘째 발가락의 발톱 바깥쪽에서 조금 뒤에 있다.

심신이 불안하거나 긴장할 때 위가 답답하면서 통증이 있고, 구역질과 더부룩한 증상일 때 이 급소를 지압하면 효과가 있다. 또한 당뇨병과 윗니의 통증에도 좋다.

▲ 신통한 지압 치료법

신경성위장병일 경우 여태(족양명위경에 속하는 혈)를 지압하면 된다. 이것은 위장작용을 높이면서 다음 경맥으로 바뀌는 급소다. 즉 발끝에 있는 급소가 위장이나 내장 등에 효과가 있다. 손끝과 발끝의 혈액순환이 원활해야 손발이 따뜻한데, 이곳을 자극하여 가슴과 배의 혈액순환이 원활해지면 여러 가지 증상이 제거된다.

안면마비나경련이일어났을때는 사백를지압하면된다.

신통한 지압 사백의 위치

사백

눈 밑 뼈에서 3㎝ 내려간 코 옆 부근이다. 이곳을 누르면 통증이 눈 속까지 전달된다.

안면마비로 눈이 감기지 않고 근육이 굳어 있으며 통증이 심할 때 이 급소를 지압하면 효과가 있다. 이 외에 눈이 피로할 때도 좋다.

▲ 신통한 지압 치료법

안면마비나 경련이 일어났을 경우 사백(四白)을 지압하면 완화된다. 안면의 신경은 뇌에서 나오는데, 하나는 눈언저리와 미간부근에서 이마까지, 다른 하나는 사백에서 코, 눈 밑, 뺨, 귀 앞, 위턱까지다. 더구나 얼굴 반쪽이 신경통으로 통증이 심하다. 눈에서 코와 윗니까지 통증이 나타날 때 이곳을 힘껏 지압해주면 어느 정도 완화된다. 안면경련이 일어났을 때도 마찬가지다.

위경련통증일때는 양구를지압하면된다.

신통한 지압 양구의 위치

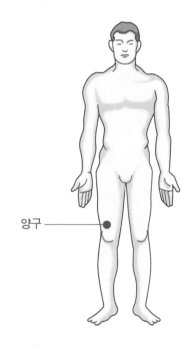

양구

무릎 뼈 조금 위쪽에서 옆으로 6.5㎝ 위치에 있다.

위통은 신경성과 위장상태가 나쁠 때 발생하는데, 양구는 후자의 경우에 속한다. 위경련처럼 심한 통증을 멈추는데 즉효다.

▲ 신통한 지압 치료법

위경련 통증일 경우 양구(족양명위경에 속하는 혈)를 지압하면 된다. 이곳에 손가락으로 약간 길게 누르면 위통이 제거된다. 또 무릎 통증, 붓는 발을 치료하는데 효과적이다.

위암초기일때는 기사를지압하면된다.

신통한 지압 기사의 위치

기사

흉 골 제일 위쪽 끝인 쇄골안쪽 끝에 있다. 즉 와이셔츠 첫단추 바로 옆에 있다.

위암을 고칠 수는 없지만 조기발견은 도움이 된다. 기사는 나쁜 기운이 깃드는 곳으로, 위장기능과 관계가 깊은 임파절 가까이 있어 위장으로 인한 여러 가지 증상에 효과가 있다. 더구나 목, 어깻죽지 통증에도 좋다.

▲ 신통한 지압 치료법

위암 초기일 경우 위암을 조기 발견했을 때 기사를 지압하면 된다. 목은 내장과 밀접한 관계가 있는데, 내장에 이상이 생기면 통증이나 통증이 없을 수도 있다. 어쨌든 개운하지 않고 왠지 기분이 찝찝하다. 예를 들면 구역질, 속이 허한 느낌, 방광에 오줌이 꽉 찬 느낌 등이다. 이것을 제거해주는 목옆 흉쇄유돌근 부근 급소가 바로 기사다.

뚱뚱하거나마른여성일때는
중완을지압하면된다.

신통한 지압 중완의 위치

배꼽 위 네 치쯤 되는 곳으로 위가 있는 부위에 있다.
위 안쪽의 한가운데를 말한다.

설사, 변비, 두드러기, 현기증, 이명, 여드름, 정력증강 등을 비롯해 감정을 진정시키고 신체가 비만이거나 지나치게 마를 때 이 급소를 활용하면 효과가 있다.

▲ 신통한 지압 치료법

뚱뚱하거나 마른 여성일 경우 중완(中脘)을 지압하면 되는데, 이것은 임맥(任脈)에 속하는 혈이다. 위의 하구는 배꼽 위 3cm 정도인데, 이곳에 위치한 급소가 하완이다. 또한 위의 상구에 해당되는 위치한 급소가 상완이다. 중완은 상완과 하완의 중간지점으로 위의 입구와 출구 중간을 말한다.

식사 후 소화가 안 될 때 중완을 가볍게 지압하면 압통이 제거되고 등 허리 근처의 응어리까지 풀어진다.

배가차거워아플때는신 궐을지압하면된다.

신통한 지압 신궐의 위치

신궐

배꼽의 중심 부에 있다.

배가 차거나 냉해졌을 때 이 급소를 활용하면 효과적이다.

▲ 신통한 지압 치료법

배가 차서 아플 경우 신궐(神闕), 즉 배꼽을 지압하면 되는데, 이것은 임맥(任脈)에 속하는 혈이다. 이 급소는 지방조직이나 근막 및 근육도 없어 직접 복막에 연결되어 있어 강하게 눌러서는 안 된다. 따라서 지압보다 곤약을 데워 덮어놓거나 배꼽에 소금을 얹고 그 위를 따뜻하게 해야 한다.

어릴 때 배꼽에 묻은 때를 떼려고 하면 어른들이 배에 구멍이 나서 아프다며 말리든 생각이 난다. 이것을 떼어낸다고 배가 아픈 것이 아니라 배꼽에 자극을 주면 직접 복막으로 전해져 아픈 것이다. 이에 따라 자극을 주는 침, 뜸, 지압 등을 피하는 것이다.

그리고 체외에서 배를 따뜻이 해야 할 때 활용되고 있는 급소이기도 하다. 신궐은 복부상태를 파악하는데 이용된다.

생리불순일때는 조해를지압하면된다.

신통한 지압 조해의 위치

조해

안쪽 복사뼈 아래 우묵하게 들어간 곳에 있다.

여성의 생리불순과 연관된 것인데, 목이 말라 기분이 엉망이고 허리가 아프다. 아랫배가 붓고 수족에 힘이 없고 차갑다. 왠지 토할 것처럼 속이 좋지 않으며 기분이 불쾌할 때 이 급소를 지압하면 효과가 있다.

▲ 신통한 지압 치료법

생리불순일 경우 여성의 생리불순은 여러 가지 병의 원인이 되는데, 조해(족소음신경에 속하는 혈(穴)로서 안쪽 복사뼈 아래 우묵한 곳)를 지압하면 된다. 콩팥 순환계에 이상이 나타나면 급소 용천, 태계를 비롯해 이곳에서 이상 증상을 알아낼 수 있다.

장딴지에경련이일어날때는
축빈을지압하면된다.

신통한 지압 축빈의 위치

축빈 ━━━━●

안쪽 복사뼈에서 무릎 안쪽으로 18㎝ 올라온 위치에서 장딴지 뒤쪽으로 집게손가락
폭만큼 들어간 근육 속에 있다.

다리에 쥐가 자주 나타나거나, 두통과 고열이 동반되면서 헛소리를 지껄이거나, 구토가 날 때 이 급소를 지압하면 효과가 있다. 이외에 다양한 독기를 제거하는데도 좋다.

▲ 신통한 지압 치료법

장딴지에 경련이 일어날 경우 축빈(築賓)을 지압하는데, 이때 쥐가 난 부위를 먼저 따뜻하게 해줘야 한다.

목이 쉴때는 운문을 지압하면 된다.

신통한 지압 운문의 위치

운문

쇄골 바로 밑에 있다.

견비통, 콧물감기, 목이 아프고 쉴 때 이 급소를 지압하면 효과
가 있다.

▲ 신통한 지압 치료법

목이 쉴 경우 운문(雲門)을 활용하면 되는데, 한의학에서는 쇄골보가
위를 천부, 쇄골에서 배꼽까지를 인부, 배꼽 아래를 지부라고 한다. 운문
과 중부에는 신경과 혈관이 복잡하게 얽혀 있는 곳이다. 하이킹이나 등
산 때 오랫동안 무거운 짐을 짊어지고 걸으면 팔이 저리고 냉해지면서
배낭마비가 나타난다. 원인은 중부나 운문을 무의식중으로 계속 눌렀기
때문이다.

■편 저 대한건강증진치료연구회

❙나홀로 중풍 예방과 치료 길라잡이
❙질병을 치료하는 자연식요법 길라잡이
❙질병을 치료하는 식이요법 길라잡이

지압으로 **치료**할 수 있는
질병과 **건강비법**

2021년 01월 05일 **초판 1쇄 인쇄**
2021년 01월 10일 **초판 1쇄 발행**

편 저 대한건강증진치료연구회
발행인 김현호
발행처 법문북스(일문판)
공급처 법률미디어

주소 서울 구로구 경인로 54길4(구로동 636-62)
전화 02)2636-2911~2, **팩스** 02)2636-3012
홈페이지 www.lawb.co.kr

등록일자 1979년 8월 27일
등록번호 제5-22호

ISBN 978-89-7535-884-5 (03510)

정가 18,000원